心理成长并不容易，我们陪你一起！

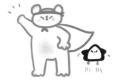

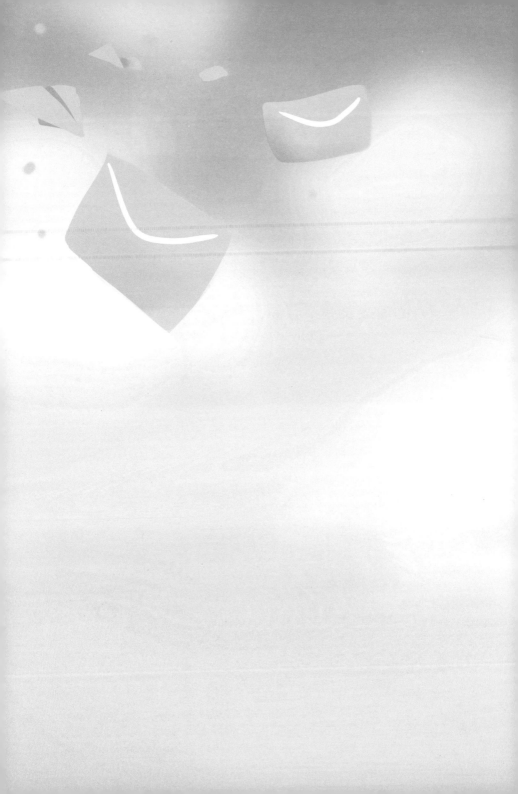

600号 心理 | 总主编 谢斌

600号成长信箱

心理危机与日常调适

写给少年们的10封信

彩绘版

主　编　程文红　蓝　星　刘　乐
副主编　陈　静　刘文敬　刘　真
绘　画　黄伊盈　康嘉怡

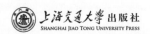

上海交通大学出版社
SHANGHAI JIAO TONG UNIVERSITY PRESS

内容提要

本书以支持青少年"成为自我精神健康守护者"为目标，结合作者丰富的心理危机实务经验，总结诱发中学生群体心理危机的常见事件类型、可能导致的问题行为，并有针对性地给出日常调适建议。本书以书信形式展开，配以彩色图画，让心理话题阅读起来更轻松。本书适合中学生阅读。

图书在版编目（CIP）数据

心理危机与日常调适：写给少年们的10封信：彩绘版 / 程文红，蓝星，刘乐主编. — 上海：上海交通大学出版社，2024.5

（600号成长信箱）

ISBN 978-7-313-30489-6

Ⅰ.①心… Ⅱ.①程… ②蓝… ③刘… Ⅲ.①心理干预－青年少读物 Ⅳ.①R493-49

中国国家版本馆CIP数据核字(2024)第062592号

心理危机与日常调适：写给少年们的10封信（彩绘版）

XINLI WEIJI YU RICHANG TIAOSHI: XIE GEI SHAONIANMEN DE SHI FENG XIN(CAIHUIBAN)

主　　编：	程文红　蓝星　刘乐				
出版发行：	上海交通大学出版社		地　　址：	上海市番禺路951号	
邮政编码：	200030		电　　话：	021-64071208	
印　　刷：	上海文浩包装科技有限公司		经　　销：	全国新华书店	
开　　本：	880mm×1230mm　1/32		印　　张：	3	
字　　数：	42千字				
版　　次：	2024年5月第1版		印　　次：	2024年5月第1次印刷	
书　　号：	ISBN 978-7-313-30489-6				
定　　价：	45.00元				

前言
共同守护青少年精神健康，
一次"治未病"的尝试

　　"没有精神健康，就没有健康"。快速发展的社会，无论生活在城市还是乡村，每个人都面对更大的生存和发展压力，孩子们也不例外。守护青少年，就是守护祖国的未来。我们希望通过科普，使青少年了解"常见心理危机"的发生，掌握日常心理调适技能，从而促进儿童青少年心理健康。本书是一次医学与教育、艺术结合，共同守护青少年精神健康、"治未病"的跨学科尝试。

　　最终呈现在大家眼前的这本书，是集体智慧的结晶。文字初稿来自上海市精神卫生中心儿少科医师治疗师团队，包括程文红、金金、陈静、刘文敬、刘乐、刘真、陈建玲、税颖、师彬彬、朱俊娟、吕雪婵、张芳、黄燕欢，通俗化的改写由蓝星老师完成，程文红主任对文稿进行了逐字审阅并提出修订意见，上海大学上海美术学院设计系视觉传达专业本科生黄伊盈完成了插画设计、康嘉怡完成了本书初排，一行公益的秦川老师进行全程指导。

感谢上海大学上海美术学院、上海大学创新创业学院对本书工作的支持。感谢世界卫生组织驻华代表处方丹老师，以及上海市人民检察院第九检察部的顾玙琼主任和周鑫薇副主任，他们对本书内容提供了专业指导与建议。上海市精神卫生中心闵行院区儿少科李玲护士长组织住院小朋友阅读并给予反馈，孩子们的肯定是我们前进的最大动力。奉贤中学附属初级中学黄利雯老师邀请家长和学生试读部分文稿，并提供了意见与建议。我们也衷心欢迎各位读者提供反馈，便于本书不断完善。

本书得到中国与世界卫生组织 2020—2021 双年度合作项目青少年心理危机干预机制及技术规范（GJ2-2021-WHOSO-05）、上海市加强公共卫生体系建设三年行动计划（2023—2025 年）重点学科儿童青少年常见心理障碍干预研究（GWVI-11.1-33）、科技创新 2030——"脑科学与类脑研究"重大项目（2022ZD0209100）、徐汇区卫生健康委员会重要疾病联合攻关项目（XHLHGG202106）、上海市精神卫生中心临床研究中心重点项目（CRC2019ZD04）的支持。

在生活的艰难时刻，愿我们每个人都能成为自己精神健康最忠实、最有力的守护者！

目录

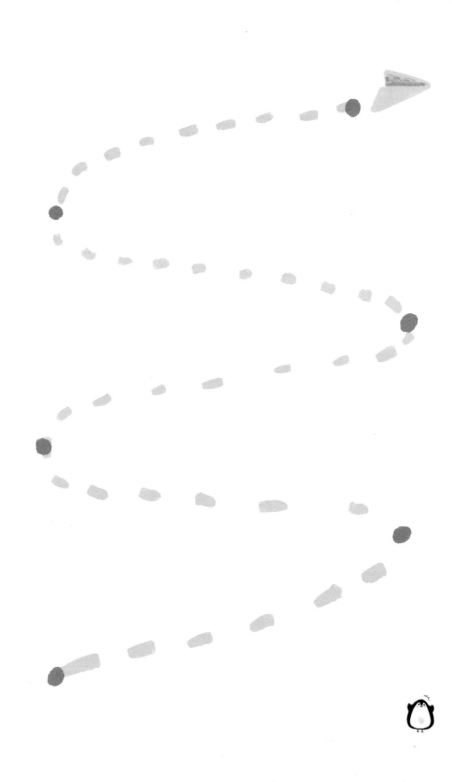

成为自我精神健康最忠实、最有力的守护者

　　心理危机是指人们由于突遭严重灾难、重大生活事件或精神压力，生活发生明显变化，出现了以现有生活经验与条件难以克服的困难，而陷入痛苦不安，常伴有焦虑、绝望、麻木，以及自主神经系统症状和行为障碍的精神状态。

　　作为专业人士的我们，不希望看到任何人陷入心理危机，但也深知"这绝不可能"，甚至当我们自己面对重大突发事件时，也难以避免短暂地陷入"心理危机"之中。只是我们比普通人知道更多的心理调适技巧与方法，来面对那些人生中无法避免的处境，这也就成为我们编写这本小书的初衷——帮助人们有效提升应对心理危机的基础能力。

　　这本小书是写给中学生的，因为这个人生阶段正是精神健康的脆弱期与机遇期。在这本小书里，少年们将学会识别这个年龄阶段最常见的心理危机触发事件类

型，以及日常可操作的预防和应对方法，从而提升应对心理危机的能力。我们相信：当再次面临生活中的压力与挑战时，掌握了必要知识与方法的你，就如同穿上了"铠甲"的年轻战士，能够成为自己精神健康最忠实、最有力的守护者；当在人生的海洋中遨游时，这些知识与方法也会如灯塔般为你指引方向，从而释放出来自内心的力量。

心理成长并不容易，我们陪你一起！

那些可能使你陷入心理危机的事件

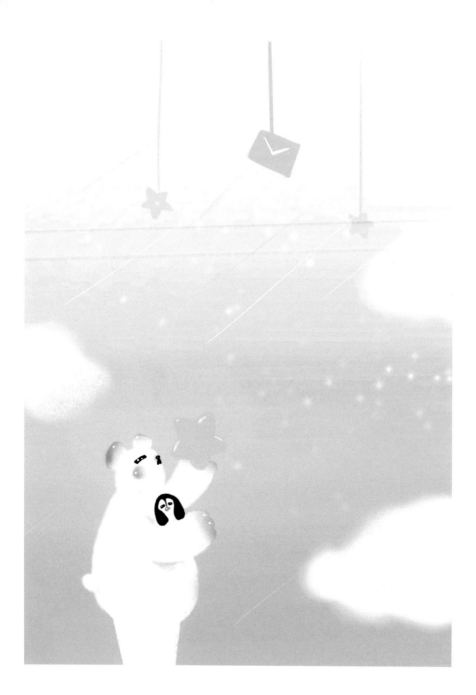

校园欺凌

在这里的空白处,你可以试着把自己的想法写下来!

亲爱的少年:

校园是我们学习、成长和收获友谊的地方,但也有可能成为使我们忧心忡忡的场所,尤其当你在那里正以某种形式卷入一场欺凌时。欺凌是指一方,可能是一个人也可能是一群人,对另一方一次或多次故意通过肢体、语言、网络等手段进行欺负或侮辱,造成对方身体伤害、财产损失或精神伤害的不良事件。

在一场欺凌事件中,你有可能只是路过的"目击者",也有可能是不幸的"受害者",甚至是真实的"欺凌者"。作为目击者和受害者,欺凌事件会降低你对周遭环境的信任度与安全感,更有可能让你觉得害怕、屈辱,使你无法安心学习;作为欺凌者,当发现别人的痛苦竟使你心满意足时,你也有可能会在无人时隐隐地害怕自己内心的"恶",不知这样的"恶"会把你带到哪里,希望有人能出来阻止你的冲动,帮你找到更好的方法以满足你合理的内在需求。

你或许不明白，为什么有人会故意伤害他人？即使那个"人"就是你自己。有学者指出"没有天生的恶霸"，孩子欺负别人总是有原因的。或许是成长过程中暴露于暴力环境之下，或许是常常面对不公，或许是生活缺乏目标与希望而压力过大，或许是缺乏良好的社交和情绪管理能力……无论欺凌行为是哪种情况造成的，它的目的可能只是想要在社会交往中被认可。但你终究会明白，通过欺凌他人而获得的快感、优越感、掌控感，在帮你短暂分散注意力、释放压力与对他人的敌意之后，却可能更深地伤害你自己。"欺凌绝不是摆脱个人心理困境的药剂"，一定有更好的方法满足我们成长的内在所需。

因此，如果你发现自己具有"欺负他人的心理需求"，那么现在就是最好的时刻，警醒自己生活中是否存在更重大的压力问题需要你去直接面对并解决，而不是以欺凌他人的方式错误地代替。

作为社会性动物，人的幸福感在很大程度上来源于与他人的联结、信任与亲密感，从这个角度而言，欺凌行为对于欺凌者的最大危害在于，他亲手剥夺了自己以愉悦、美好的方式与他人建立联系，以社会能接受的方式发展自己社交技能的可能性，并将使自己更长期地处于孤苦、愤怒、挫败、恐惧的心理状态中。因此，无论是为了获得尊重、理解还是友谊，欺凌者应该知道，他始终都有改变行为方式的可能。

无论原因如何，欺凌不同于玩笑、无礼与刻薄，它真切地会对他人与欺凌者自身造成深远的伤害，因此不应被忽视与纵容。欺凌的手段多种多样，有身体上的、言语上的、社交行为上的、利用网络进行的、涉及性利益的……伴随社会的发展，欺凌有可能变得更隐蔽、更阴险。因此，当发现自己已经成为欺凌行为的目标时，务必主动与老师和家长沟通，及时寻求帮助。被欺凌不是你自身的问题或缺乏勇气所致，寻求帮助也不是无能、丢脸的表现。也许你会被威胁，但一味忍受只会让情况更糟。既要避免完全回避，也要避免极端激烈的暴力应对，尽早寻求帮助，采取行动才能解决问题。

心理成长并不容易，我们陪你一起！

当发现自己已经成为欺凌行为的目标时，一定要知道过错在于欺凌者，冷静地要求他们立即停止这种行为。遭受肢体欺凌时，不能简单地"以暴制暴"，要勇敢冷静面对，尽快呼救并脱离危险环境，避免受到伤害，必要时进行正当防卫。对待语言欺凌，一定要巧妙应对，你表现得越气愤、苦闷，欺凌者可能越变本加厉。你可以忽视对方、平静以对或幽默回应。如果欺凌发生在网络上，可以考虑拉黑欺凌者，保留聊天记录和相关帖子的截屏，向所在平台举报其欺凌行为。最重要的是务必主动与老师和家长沟通，及时寻求帮助。

以下是一些你自己就可以做、
有助于你平稳度过困难时期的事：

一、如果成为欺凌的对象如何应对

☐ 尽可能保持冷静与自信，不要咄咄逼人、打架或反唇相讥。用平静、清晰的声音告诉他停止欺凌并离开。

☐ 可以试着一笑置之。如果开玩笑对你来说很容易，尝试用幽默化解潜在的威胁。

☐ 如果表达似乎太难或不安全，那就走开，不要反击。找大人当场制止欺凌行为。

☐ 寻求帮助——你可以找值得信赖的人，包括家长、亲朋好友、老师、心理热线电话或专业人员、警察。

二、如何避免被欺凌

☐ 与同学友好相处，保持健康的人际关系。

☐ 不主动惹事，不公开显露贵重的财物。

- □ 避开或警惕不安全和欺凌常发生的地方，在可能的欺凌事件发生前走开。
- □ 靠近成人和其他孩子。大多数欺凌行为都发生在大人不在身边的时候。

三、网络欺凌的预防与应对

- □ 注重网络安全，例如使用隐私设置，保护个人资料和密码等重要信息。
- □ 不要在网上发布或分享挑衅性、丑闻性或煽动性言论，以及含有性隐私内容的图片或信息。
- □ 不要回复或报复网络欺凌事件，这通常只会让情况变得更糟。
- □ 取消与欺凌者的好友关系或使用隐私设置屏蔽他们。
- □ 保留网络欺凌的证据（包括聊天记录、原帖、日期等），向平台举报欺凌者或相关内容。

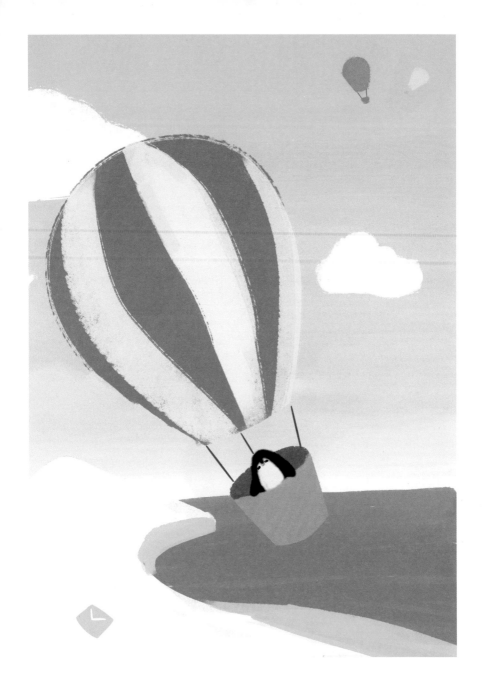

重大突发事件

亲爱的少年：

我们每个人的生活都有自己"习以为常"的惯例——每天上学放学、在学校学习、在家里做作业、和朋友嬉笑打闹、和家人分享新的经历……按部就班的生活可能缺乏新鲜感与刺激，对于青春期的你，甚至可能有点乏味，但规律的时间、熟悉的环境和可预知的生活内容也会给我们一种"稳稳的安全感"。

我们每个人的生活，也都有可能面临毫无征兆的重大突发事件。自然灾害、事故灾害、公共卫生事件和社会安全事件等，都属于"突然发生，需要采取应急处置措施予以应对的事件"。重大突发事件的发生与发展，危害程度高、传播速度快、社会影响大，往往无法预测，也不能仅靠任何个人的力量去应对和解决，所以，它会破坏、瓦解人们心中既有的安全感，使人们内心秩序失衡，产生陷入困境的"失控感"。

重大突发事件可能会对我们造成多重影响。我们的情绪可能从最初的紧张、恐惧、悲伤和持续担心，发展为无助、易怒、茫然和麻木。我们可能情不自禁地持续关注事件的发展并进行灾难化的想象，担心灾难会落在自己身上，担心生活永远不会再好起来。我们可能丧失做其他事情的兴趣和动力，不想出门，不想和人说话，更别说是听课学习了，我们可能比以往更缺乏耐心，忍不住发脾气，更冲动，或是更想依赖父母，受父母庇护，甚至我们会感觉到身体疼痛、食欲不振、入睡困难、噩梦缠身、注意力难以集中、容易疲劳……别担心，这些反应都是人们在面对突发事件时的正常反应，会在一个月内自然消退。如果反应持续存在甚至越来越严重，那么一定要告诉父母、老师或其他我们信赖的人，以便寻求专业帮助。

注意尽量不要把你的愤怒发泄到别人身上，这可能会把他们推远。可以把你的想法和感受写下来或画下来，发挥你的创造性，甚至可以写首诗、谱首曲，或许能从这些创造性的活动中找到安慰和力量。

另外，你还可以拨打上海市心理热线962525，电话那头的人虽然不认识你，但很愿意听你说说心里的烦恼，而且会替你保密。请相信，总有力量愿意支持你。挺住，少年！每一个心理困境，都有可能成为增强我们心理弹性的契机！

心理成长并不容易，我们陪你一起！

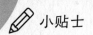

尽量保持原来的生活学习习惯，可以少做点，或者降低难度，接触熟悉的环境、人与物品，规律活动，帮助我们受到惊吓的大脑神经稳定下来，恢复正常。

以下是一些你自己就可以做、有助于你平稳度过困难时期的事：

一、接纳自己当下的状态

所有的情绪与感受都是合理的，消极情绪也有它的积极意义，体验它、接受它，别急于赶走它，当你试着接受多样的情绪与感受，你对自己的认知也会更深刻。

二、照顾好自己的生活

充足睡眠与休息，保持规律作息；三餐规律、营养均衡，避免暴饮暴食；远离易引发精神健康问题的行为习惯，如酒精、烟草依赖等；每天进行 20 分钟的锻炼、散步、做家务、拉伸和跳操，难易都可，运动有助于充实生活、减轻压力；每天花些时间做让你平静的事情，如深呼吸、洗热水澡、肌肉放松练习、撸猫撸狗等；避免过多接触社交媒体信息，抽一段时间远离手机。

三、做些力所能及的小事，提升对生活的掌控感

即使心情不佳也能做些事情。选择能让自己身心投入的活动，专注体会此时此地你的动作、想法与感受；也可以选择做件让你有一点成就感的事情，哪怕是很小的事情，比如下楼走一圈、背 10 个单词、做一杯饮料等，这些事情会让你觉得"我依然能做我想做的事""总有些事在我的能力范围内"，由此增强你对生活的掌控感。

四、设定合理期望，不追求完美

腿受伤的运动员不能马上参加跑步比赛。处于重大突发事件影响下的你，也需要降低对自己的要求和对目标的期望。提醒自己，这段时间暂时遇到了困难，允许自己放下"包袱"、休息一下，不要沉溺于已经发生的事情或过度担忧未来。试着把注意力集中在你生活中的积极因素和让你平静的事情上，想想自己成功应对挑战的经历，想想你拥有的优势和能力。

五、找到支持你的力量

生活里还有爱你的人和关心你的人，和爸爸妈妈、老师、朋友或其他你信任的人聊聊所发生的事情和你的感受，多和他们待一会儿。

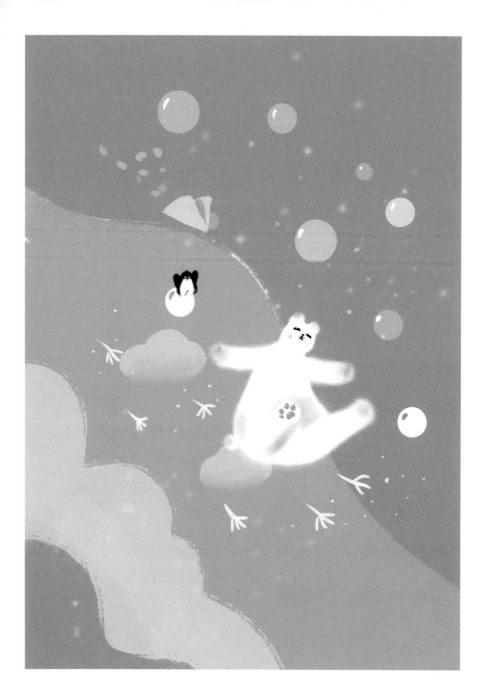

突患危重疾病

亲爱的少年：

当我们每日重复着清晨起床、到校学习、放学回家、完成作业、吃饭睡觉的寻常生活时，我们可能根本不会意识到健康是笔多么重要的人生财富。疾病却有可能瞬间打破这一切平静。无论是我们自己，还是亲近的家人、朋友，如果突患重症、急症，都有可能让我们一时间手足无措；对未知的恐惧与担忧可能会始终盘旋在脑际。

在危重症疾病的诊疗过程中，身体疼痛、住院造成的环境改变、与父母分离等状况都可能带来恐惧、焦虑、行为退化、控制感丧失和羞耻等负面情绪及心理问题。在疾病的不同时期，人们也会有不同的心理反应：紧张、焦虑、忧郁、沮丧、悲伤、绝望、自卑、孤独和恐惧，担心成为家庭的负担。即使在康复期间，也可能因为身体形象不佳、社会适应障碍以及对疾病复发的担心等引起负面情绪。突患危重疾病对于任何人来说都是一个艰辛的过程，由此成为可能导致心理危机的风险事件。因此，及早调整情绪，缓解焦虑，避免心理障碍的产生尤为重要。

美国医学博士、心理学家约翰·辛德莱尔在其著作《情绪革命》中指出，76% 的疾病都是情绪病，负面情绪会让人罹患各种疾病，导致内分泌失衡，小的情绪郁积能导致人的疾病。正是由于危重疾病会进一步增加心理危机的风险，才更要努力保持心态平和。与其受恐惧支配，不如主动了解、积极适应。

心理成长并不容易，我们陪你一起！

以下是你自己可以做的
有助于平稳度过困难时期的事

1. 照顾好自己，保持健康规律的作息

设定适合自己的规律的日程表，并尽可能坚持下去，这可能会让你有稳定感和掌控感。

☐ 尽可能规律的进餐时间以及起床和睡觉时间，无论你是在家还是在医院。

☐ 查看你的医疗安排时间，然后设置其他活动的时间，比如做作业、与朋友聊天、休闲娱乐、锻炼身体。

2. 获得健康的睡眠

睡眠对身心健康很重要。创造一个健康的睡眠环境、时间表和睡前程序。

☐ 每晚大约在同一时间上床睡觉，同一时间醒来（即使在周末和住院也是如此）。

☐ 睡前至少 1 小时关闭电子屏幕。电子设备的强光会让你保持清醒。

☐ 保持昼夜节律的光线，白天打开窗帘增加阳光照射，花一些时间到户外，晚上关掉电灯，让卧室处于黑暗环境，因为黑暗会影响你体内激素的分泌，有益于睡眠。

☐ 床只用于睡觉，尽可能不在床上做与睡觉无关的事，如玩电子游戏、做作业等。

☐ 避免在下午或晚上饮用咖啡、奶茶或功能性饮料。

3. 找到管理负性情绪的健康方法

☐ 以写作、绘画、摄影或音乐等创造性方式表达你的情感。

☐ 与你信任的人分享你的感受。向家人、朋友、医疗团队或其他患者寻求支持。分享你对诊断和治疗困难的看法与感受，包括外貌或其他改变。

☐ 做你喜欢的活动。

☐ 保持幽默——试着找到一些让你每天发笑的东西。

☐ 保持活跃——定期散步或进行其他体育活动。

☐ 使用过去对你有帮助的应对策略。

4. 维护关系并获得支持

你可以尝试与其他正在经历类似事情的患者小伙伴建立联系

☐ 当你想和家人或朋友谈论你的疾病时，可以告诉他们。

☐ 请你的朋友可以继续在社交软件上与你联系，即使有时你没有立即回复。

☐ 谈论生活中的其他事情，并尽可能花时间与朋友一起出去玩。

☐ 试着坦诚地告诉你的朋友和家人你需要什么以及他们如何为你提供帮助。

5. 管理身体不适

☐ 告诉医生和父母你的不适，积极配合治疗，保持信心和耐心。

☐ 从医生、患友等处了解身体不舒服的相关知识和应对方式，然后试一试。

☐ 可以做一些缓解不适的放松练习，比如深呼吸放松、想象放松或正念练习。

☐ 积极使用转移注意力法：可以看、听和做一些愉快的、吸引注意力的事。

☐ 把自己想象成战士，鼓励自己用坚定的意志去承受难受的身体体验。

6. 勇敢面对未来

☐ 罗列出未来可能会发生的情况，会面临的困难和挑战，有哪些应对策略和方法，以及现在做什么有用，可以和父母、医护及患友一起讨论。

☐ 停止过多的担忧，关注当下，给自己的担忧设置个时间限，比如每天尽量在固定的时间段花 10 分钟来思考或者写日记记录与担忧有关的想法，其他时间该做什么就做什么。

☐ 接受不完美、瑕疵和残缺，告诉自己这不是自己的错，也不是自己不好，可以为自己的愿望做点什么，接受新的自己。

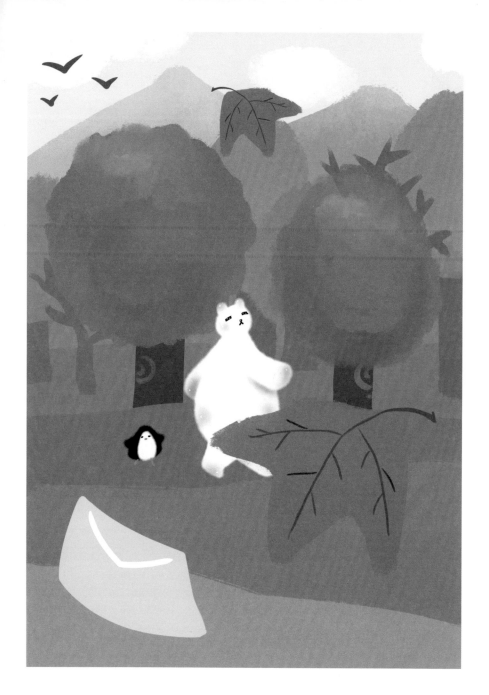

怀孕

亲爱的少年:

青春期的你，开始探索与家人以外的个体发展深厚的友谊，也可能开始感觉被异性吸引，对异性充满好奇，这都是人生中重要的阅历，值得期待，但若处理不好，也潜藏着遭受性侵害或者涉嫌违法犯罪的风险。

10~19 岁儿童青少年女性（未婚）妊娠会在生理上和心理上给其带来巨大的负面影响。青少年女性在知道自己怀孕后，往往会感觉到强烈的焦虑、自责和后悔。怀孕的青少年大多会选择人工流产以结束妊娠，这一过程使人体验到强烈的焦虑、抑郁、紧张与恐惧，人工流产后发生后遗症的可能性也很高。对于决定要生下孩子的青少年女性来说，则会陷入经济、社会和心理上的种种弱势处境。怀孕在身体与心理上都会产生影响，未成年人的心理尚未发育成熟，认知情绪与社会经验也不足以应对如此复杂的事，它还会干扰我们在学校的正常学习与人际交往。综上所述，怀孕对任何未成年女性而言都是可能导致心理危机的风险事件。

关于性行为，你需要知道：①性行为必须在明确获得双方同意的情况下进行，其中，不满14周岁的属于幼女，不具有性同意能力。②不要把性行为看作维系关系的手段，要建立正确的恋爱观。③性行为可能对青少年带来身心伤害，因此需要做好为自己和伴侣承担责任的心理准备。④了解生殖健康、避孕、妊娠和性传播疾病风险的相关知识。⑤性冲动、使用药物或饮酒会降低采用避孕措施的可能性。⑥与父母、监护人或专业人士谈论性，了解关于性的科学知识，这是对他人也是对你自己负责的行为。

发现怀孕该怎么办？①一旦发现怀孕或怀疑自己可能怀孕时，会感到害怕、紧张、无助与羞愧，这是正常的反应。你遇到了危机，但不要因此绝望——这件事不足以定义你的为人，也不足以否定你的一切。②尽快向信任的成年人求助，你可能会担心别人的评价、担心父母的怒火，但怀孕不是你能够独自妥善处理的问题，向成年人求助能减少对你自己的伤害。③在成年人的陪同下到正规医院妇产科就医，认真听从医生建议，充分沟通，咨询任何不明白的问题。④人流手术后需要一段时间好好休养，注意营养均衡。如果有身体不适，或迟迟没有恢复，千万不要忍耐，请及时就诊。⑤如果发现自己有持续的极度焦虑、无法入睡、注意力无法集中等情况，要及时告诉家长，或拨打青少年心理咨询和法律援助热线 12355 寻求帮助；青少年怀孕容易出现抑郁焦虑问题，必要时请找精神科医生或心理治疗师谈一谈，请专业人员进行评估。

与他人建立信任、亲密的关系是伴随我们人生始终的重大课题，愿你主动思考、理性选择，避免因被动顺从、缺乏自制而陷入"颠覆人生"的危机。

心理成长并不容易，我们陪你一起！

怀孕后不适宜的行为：　　　　　保护自己，避免进
　　　　　　　　　　　　　　　一步伤害自己！

1. 自行购买药物在家药流或选择非正规诊所人工流产。
2. 继续妊娠、生育。
3. 术后不经休养过早复学。
4. 终止学业。

可能涉及犯罪的情况：　　　　　法律是保护我们的
　　　　　　　　　　　　　　　武器！

1. 未满 14 周岁发生性行为。
2. 已满 14 周岁未满 16 周岁且发生性行为的对象是老师、医
   生、监护人等具有照顾关系的人。
3. 非自愿或被强迫发生性行为。
4. 拒不履行抚养义务，遗弃婴儿或者放任婴儿处于可能危害
   其人身安全的环境、故意伤害或杀害婴儿。

陷入心理困境后的可能行为

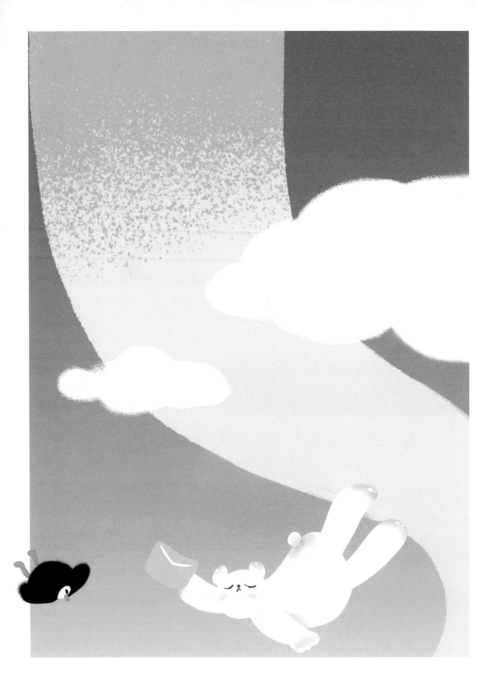

自伤

亲爱的少年：

作为医生的我们，有时候会碰到一些伤害自己的青少年。男生更容易因为行为问题、学习困难和注意力问题而自伤就医，女生则多因抑郁、焦虑、家庭问题和被欺凌而自伤就医。青少年时期是"非自杀性自伤"行为发生的高风险期，但只有少数青少年会就医。这意味着，或轻或重的伤害自己的行为不仅广泛存在，而且可能被青少年误以为是"行之有效"的。所以，今天让我们来谈谈"人们为什么会伤害自己？"这个话题。

青少年的生活充满挑战，面对各种各样的问题确实可能让人感觉力不从心，甚至无能为力，而"自己"反倒是那个最容易被控制的因素，通过伤害自己释放压力，获得对生活的掌控感、真实感，仿佛是一条现实"可行"的途径。因此，"自伤"行为发生的背景可以被概括为人们受到负性生活事件、压力事件的影响，在无法得到家庭、社会的积极支持与有效引导，缺乏解决现实问题的能力，也欠缺情绪调节能力的情况下，转而通过伤害自己的身体来表达愤怒、惩罚自己，帮助自己产生正常的感觉，转移自己的注意力，获得关注。

我们知道，哪怕是出于冲动的"自伤"行为背后，也隐藏着希望缓解情绪痛苦或是进行自我惩罚的意图。此刻，冷静状态下的你一定也想到了：即使"自伤"能短暂达到目的，但并不能真正解决导致我们情绪痛苦、人际关系紧张的问题。

"自伤"会给自己带来危害：不仅存在留下疤痕、感染、意外或过度伤害，甚至有导致残疾的风险。如果行为成瘾，还意味着以一种简单的方式，挤压了通过寻求支持获得关怀的空间，同时也降低了通过应对困难增强心理弹性的可能，反而使自己感觉更孤立无援。因此，平日里，我们可以学习、积累一些情绪认知能力与自我关照技巧，增强沟通能力，锻炼压力管理与问题解决能力。在最后一封信里，我们会详细说说日常调适方面的问题。

而在自伤冲动非常强烈时，我们可以考虑：①尽快远离让你产生冲动的场景，到不容易实施自伤的环境中去。②遵循"延迟策略"，先"暂停"一下，给自己规定个时间，分散注意力去做其他事。③遵循"危害最小化原则"，以更安全的行为替代自伤行为，比如在手腕上弹橡皮筋，把冰袋敷在眼睛或脸颊上。用"理智"抑制"冲动"并不容易，但正如你已经看到的，"冲动当前"我们仍有办法"力挽狂澜"，不让事情变得更加糟糕。

从长远着眼，还有两件事值得在平日里努力学习去做：

第一，识别"导火索"，记录自己在遇到什么事情时容易产生自伤冲动。可能是和亲近的人发生冲突，可能是考试压力过大……在这些情境下你可能会感到愤怒、悲伤、羞耻，由此触发你的冲动。通过识别与记录，我们可以更深刻地了解自己。

第二，搭建自己的社会支持系统，信任关系亲近的成年人，他们可能是你的家人、亲友、老师，以及学校的心理工作者。如果经过自我调适，仍然存在反复自伤冲动或者行为，尤其是存在持续性抑郁或焦虑时，需要与你信任的成年人提出及时就诊的要求。

　　自伤行为或许让人难以启齿，但它说明"你需要得到帮助与支持"。同龄友人很重要，但青少年毕竟人生阅历有限，所以可以信任的成年人对于你真正解决问题非常重要。

　　我们每个人的生活都会面对许多困难与挑战，建立个人的社会支持系统，发展解决问题的能力和沟通能力，增强心理弹性是走向成熟的必经之路。少年，让我们直面问题，尝试真正地解决问题，可以慢一点，但请坚持走在正确的方向上！

　　心理成长并不容易，我们陪你一起！

当觉察到自伤冲动时，试着推迟几分钟，使用分散注意力或者其他替代的行为。当出现以下几种情况时，你可以试试下面的方法。

1. 当感到愤怒时，你可以

☐ 握住冰块。

☐ 做一些能给你带来强烈感觉的事情，比如吃柠檬。

☐ 将铝罐压平以备回收。

☐ 打沙袋。

☐ 扔枕头，玩枕头大战。

☐ 撕掉旧报纸。

☐ 在自己的素描或照片上，用红墨水标出你想做的事情。把这幅画剪下来撕掉。

☐ 制作、切割黏土模型。

☐ 跳舞。

☐ 穿着沉重的鞋子跺脚。

2. 当感到伤心或沮丧时，你可以

☐ 做一些缓慢而舒缓的事情。

☐ 用沐浴油或泡泡洗热水澡。

☐ 蜷缩在被子里，喝着热可可看一本喜欢的书。

☐ 以某种方式照顾自己。

☐ 给自己一份礼物。

☐ 拥抱你爱的人或毛绒玩具。

☐ 和宠物一起玩。

☐ 列出让你快乐的事情。

☐ 为别人做点好事。

☐ 听舒缓的音乐。

☐ 将爽滑的身体乳涂抹到你想要伤害的部位。

☐ 给朋友打电话，谈论你喜欢的事情。

☐ 准备一盘特别的食物。

☐ 看电视或阅读。

3. 当感觉空虚或不真实时，你可以

☐ 握住冰块。

☐ 与他人互动。

☐ 将手指放入冷冻食物中，如冰淇淋。

☐ 咬一口辣椒或嚼一片生姜。

☐ 在鼻子下擦氨水或清凉油。

☐ 用力拍打桌面。

☐ 洗个冷水澡。

☐ 关注呼吸的感觉。注意你的胸部和腹部在每次呼吸时的运动
  方式。

4. 当想要保持注意力集中时，你可以

☐ 完成一项要求严格、需要集中注意力的任务。

☐ 用心吃一粒葡萄干。注意它的外观和感觉。试着描述一下它的质
  地。葡萄干闻起来怎么样？慢慢咀嚼，注意葡萄干的质地甚至味
  道在咀嚼过程中是如何变化的。

☐ 在房间里选择一个物体。仔细检查它，然后尽可能详细地描述它。

☐ 随机选择一件物品，比如领带，试着列出它的 30 种不同用途。

☐ 选择一个主题并在网上进行研究。

5. 当感到内疚或觉得自己是个坏人时，你可以

☐ 尽可能多地列出自己的优点。

☐ 读一些别人写的关于你的优点的文章。

☐ 与关心你的人交谈。

☐ 为别人做点好事。

☐ 记住你做过的好事。

☐ 想想你为什么会感到内疚，以及你如何才能改变它。

6. 如果仍然有伤害自己的冲动，你可以试试

☐ 在你想要伤害的部位贴上贴纸。

☐ 在纸上划线。

☐ 用红色彩笔在自己身上画画。

☐ 取一小瓶红色食用色素液体，将其放入一杯热水中加热几分钟。打开瓶盖，把瓶口压在你想切的地方。以切割的动作拉出瓶子，同时稍微挤压它，让食用色素滴出来。

☐ 在你想要切割的区域上放上冰块，用红色的色素滴在冰块上。

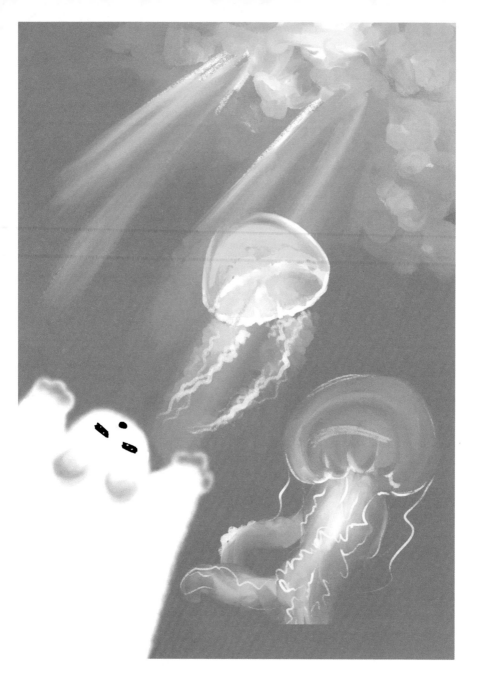

06

严重自我攻击行为

亲爱的少年：

    人类有着非常强大的自我保护意识，总会本能地选择保护自己，趋利避害。哪怕是"痛不欲生"时，我们仍能受到"自我防御机制"的保护。这是我们的本能。

    但当长期面临负面生活事件的冲击、强烈的人际关系冲突、过大的心理压力、较少的社会交往或强烈的孤独感，又或者因为患有不同程度的心理疾病或慢性躯体疾病而导致生命质量较低时，人们的自我攻击愿望可能会远远大于自我保护的愿望。

    从心理危机的角度看，我们会发现"严重自我攻击"大多数时候并不是突发性行为，往往有一个痛苦而漫长的心路历程。从由于某种原因造成情绪低落的抑郁状态，逐渐萌发轻生的念头开始，这个过程可分为意念、准备、尝试和实施等阶段。正因为大多数严重的自我攻击行为"有迹可循"，所以，我们其实并不缺少机会去拦截它们。

当头脑中出现轻生的念头时，这提醒我们需要关注自己的心理健康，需要去发现隐藏在一闪念背后真正重要的问题是什么，尝试勇敢地直面问题，想方设法去解决问题。"罗马不是一天建成的"，让人充满焦虑、压力和害怕的问题不会被轻松解决，因此，要做好长期战斗的准备，形成健康的生活习惯，知道怎样做才能让自己放松，清楚什么事情能让自己愉悦，找到自己可以信任与交流的、能给自己带来正能量的人……有了这些充足"补给"，我们就不必害怕即将到来的"持久战"了。

需要补充强调的是，无论是自伤还是更严重的自我攻击行为，人们希望结束的是痛苦，而不是生命。如果短期内自我调适不起作用，应该主动寻求帮助。和父母、信赖的老师或朋友谈谈你的想法与面临的困难，他们一定会愿意陪你一起度过这段时期；还可以拨打上海市心理热线962525，听听专业人员的建议。如果你注意到身边的朋友对未来充满绝望、行为退缩、经历抑郁症状后突然平静乐观，或有告别类言行，这都可能意味着严重自我攻击行为意念的存在。

如果你的好友有上述迹象，最好直接询问："你最近是否有伤害自己或轻生的念头？"尽管这似乎是一个令人感到害怕或"涉及隐私"的问题，但对于那些一直有这些想法但不敢大声说出来的人来说，这可能是一个好的释放机会。如果你的朋友确实有轻生倾向，那么你需要果断采取行动，说服你的朋友尽快就医，或让另一个值得信赖的成年人参与，虽然你的陪伴对你的朋友很重要，但这绝不是你需要（并且能够）独自去应对的情况。

在陪伴的过程中，避免说"不要那样说""别担心，要快乐！""其他人的情况更糟"之类的话语，这会让你的朋友觉得你认为他们的感受不真实、不正确，也可能让他们因为这些感受而感到内疚，起到适得其反的作用。你可以善解人意地承认朋友的感受，肯定他坦诚这些想法的勇气，并表明你愿意倾听并提供支持与帮助。你可以说："你并不孤单，我关心你，我会一直在这里。"你的朋友可能会因为抑郁状态更喜欢独处，这没关系，在他们对自己的想法感到害怕时，仍然知道有你的陪伴，这会让他们感到心安。

帮助有严重自我攻击倾向的朋友绝非易事，如果他希望你帮他保密，那是因为他不希望再被误解、被伤害，但你不能承诺保密，而是应该鼓励、陪伴他去寻求专业帮助。如果你不确定该怎么做，不要害怕向专业人员或成年人寻求建议，你不必独自处理这一切。同样重要的是，你对朋友的任何感受和想法都没有错，如果你朋友的自我攻击念头对你来说太可怕了，你首先应该做的是自我照顾和寻求帮助。

　　心理成长并不容易，我们陪你一起!

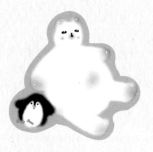

✏️ 小贴士

当出现轻生念头感到无法控制时，记住以下小贴士，努力尝试做点什么。

1. 寻求熟悉的或者可以信任的人的帮助，或者拨打心理热线。
2. 记住，无论你现在感觉多么糟糕，这些情绪都会过去的。
3. 严重的情绪困扰会让你思考和感受一些不是真实自我的事情，你可能会想到自己不好，但这并不意味着你就是坏人。
4. 如果你的感觉难以承受，告诉自己 24 小时内不采取任何行动，并试着和其他人交谈，只要他们不是同样也处于严重的自我攻击状态。
5. 如果你担心无法阻止自己，那就确保自己远离让你落单和危险的事情，你可以选择待在公共场所，和朋友或家人一起出去玩，或者去看电影。
6. 如果你已经与专业人员一起制订了安全计划，反复阅读你的安全计划单，并根据安全计划采取积极行动。

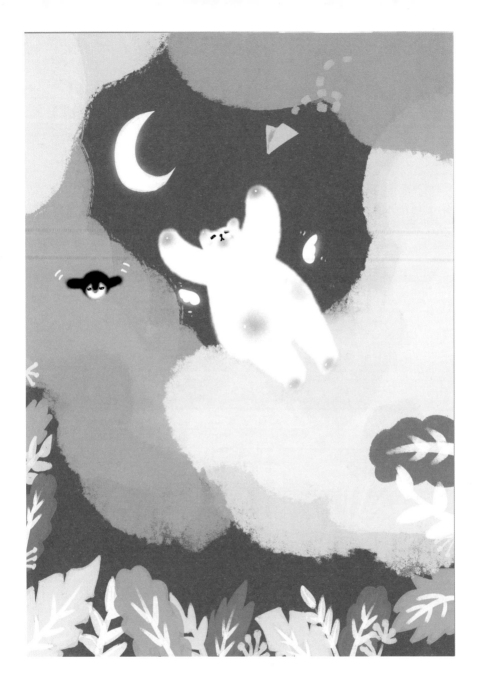

严重突发攻击行为

亲爱的少年：

从上两封信中你已经看到，身处心理困境的人们，为了寻求情绪缓解或解脱，有时会错误地将"伤害自己"作为"解决方案"。但也有些时候，伤害的目标会指向他人，即专业所说的"严重突发攻击行为"。它通常是指"突然发生，有意伤害他人身心健康的行为，以达到严重威胁或者破坏他人利益或损害的后果"。

从心理危机的视角去分析，我们会发现：无论是主动攻击还是被动攻击，剧烈的挫折感和个人沟通能力缺陷是导致攻击行为的重要原因，但日常生活中能够轻易接触的大众传媒内容、家庭和同伴的影响也同样不可忽视。

另外，突发攻击行为虽名为"突发"，但并不是真的"一触即发"，而是有一个可识别的"升温"过程。虽然每个人的表现不同，但通常情况下，在触发阶段，我们可以观察到敌意、不情愿、失去耐心、语速加快、音量升高等肢体或语言信息，以及愤怒、焦虑、紧张、痛苦的情绪。在情绪升级过程中，我们会观察到握紧拳头、声音颤抖、呼吸急促、脸红抽搐、瞳孔放大等现象，以及辱骂恐吓等贬损性的言论。在情绪失控阶段，则会出现面红耳赤、高声尖叫与呵斥，出现推、拉、打、破坏财物等严重攻击性行为。在遭遇反抗后，则会出现更激烈的攻击或被迫停止。在失控后阶段，会出现后悔、沮丧、抑郁等情绪，并处于生理和心理上的高敏感状态。

　　了解了上述"情绪持续升温直至失控"的过程，也就意味着我们有可能做出不一样的、智慧的选择，即使"愤怒"，我们也可以选择不被情绪牵着鼻子走。我们可以通过身体的表现——感觉热血沸腾、拳头紧握、肌肉收紧等，识别出自己或他人的愤怒。当快要被激怒时，我们可以尝试深呼吸，提醒自己"冷静点"，并思考"到底是什么引起了我的愤怒"。你可以选择告诉对方或他人你的情绪及其触发的原因，或者选择离开充满紧张气氛的场景，放松下来，并思考"有没有其他的解决方案"。如果迫不得已卷入严重冲突的漩涡当中，请记住"人身安全永远是第一位的"。

激烈冲突过后，还有一些事需要你认真处理：①与你信任的成年人坦诚交流，释放自己的压力，并思考如果相似情况再次发生有无更好的处理方法。②想清楚自己为什么会有过激反应，学习识别自己的愤怒触发因素与自己的真实需求，这样下次你就更容易及时阻止激烈事件的发生了。③如果你伤害了别人，向他道歉；如果你伤害了自己，向自己道歉。他人不是总能预料你的需求，你需要更主动地沟通。

心理成长并不容易，我们陪你一起！

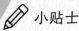 小贴士

当面对一个可能有愤怒攻击行为的人时，你可以：

1. 找个借口离开（例如需要去取一样东西）。
2. 请同学或其他人陪同。
3. 保持冷静，不要进一步激怒对方。
4. 保持正常的眼神接触——故意盯着对方可能看起来会非常具有攻击性。
5. 保持非对抗性的肢体语言（例如点头并将耳朵转向对方），尽量倾听对方的话，并试图理解他们的感受和立场。有时候，人们愤怒的原因可能是他们感到被忽视或不被理解。
6. 如果看到有身体攻击的迹象，别逞英雄，退后一步，创造空间或逃离现场。

当感到强烈的愤怒时，你可以尝试以下方法：

1. 打或者挤压柔软的东西，例如打枕头，用力挤压软球，捏破防震气泡膜等。
2. 深呼吸，或从 1 数到 10。
3. 转移注意力，尝试做一些积极的事情，例如听音乐，看电视或看书，冲个冷水澡或泡个热水浴。
4. 运动，例如跑步、波比跳、瑜伽或者其他你喜欢的运动。
5. 把让你生气的事情或者想说的话写下来，然后扔掉或删除。
6. 找个信任的人谈谈是什么让你生气，别人的理解或者不同观点可能会帮你冷静下来。

提升学习管理愤怒情绪的能力

1. 了解自己开始生气时的预警信号，通常人们生气时会出现心跳加速、呼吸加快、肌肉紧张（例如紧握拳头）、发抖、出汗等状况。认识到这些身体信号可以让你有机会思考你想要如何应对这种情况。越早注意到自己的感受，越容易选择如何控制你的愤怒。

2. 了解哪些事情容易引发你的愤怒。回想上次生气的时候发生了什么事？是有人说了什么还是做了什么？你当时的表现如何？事后感觉如何？哪些想法影响了你？当找到触发愤怒情绪的根源时，你就更容易找到应对方法。

3. 练习宽容和谅解：学会接纳自己和他人的缺点，并尝试以一种更宽容和理解的态度来看待事物。

4. 设定界限，学会说"不"，有助于避免让自己陷入愤怒的情况。

5. 学会用更有建设性的方式表达愤怒，避免攻击性的语言，以一种冷静和尊重的方式与他人交流。

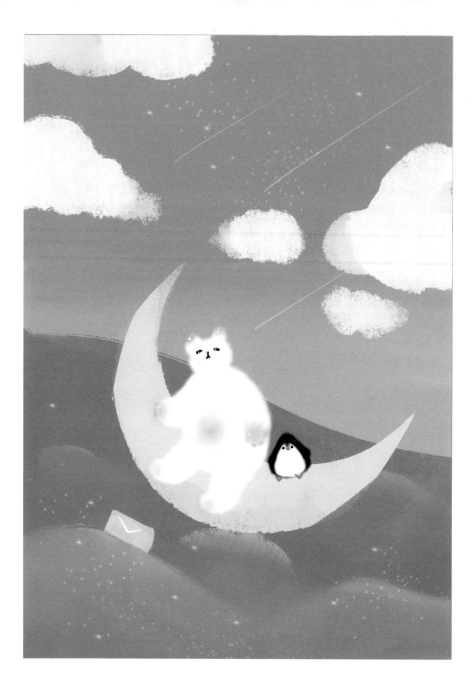

拒绝上学

亲爱的少年：

对于青春期的你而言，学校本该是一个积累知识、发展友谊与拓展自我的快乐成长环境，但在门诊我们确实注意到许多孩子因"拒绝上学"而来。拒绝上学是指由于心理因素、情绪困扰，尤其是焦虑抑郁而导致的上学困难行为，可能同时伴有躯体不适，如头晕、头痛、胸闷、肚子痛、胃肠道不适、手抖、尿急等症状。

研究表明，拒绝上学行为的发生是家庭、学校等社会因素与学生自身因素相互作用的结果。校园欺凌、学业压力、与老师和同学关系恶化、家长要求过于严格、对家庭成员过分依赖、分离焦虑、家庭冲突与沟通问题、过度寻求重要他人的关注、失去朋友，以及过度追求乐趣都有可能导致拒绝上学。通常，产生拒绝上学行为的青少年往往存在自我评价低或过分追求完美等问题。当遇到挫折时容易产生强烈的焦虑与恐惧，加之缺乏与人相处的技巧，导致人际关系紧张，诱发情绪和行为障碍，从而易出现拒学行为。

从短期看，拒绝上学会影响个人学习成绩、同伴关系，进而导致家庭矛盾。从长远来看，这种行为会影响个人青年、成年期的教育和就业，对个人、家庭和社会都存在长期影响。

当我们将拒绝上学行为作为陷入心理危机的表现来看待时，可以进一步思考的问题和采取的行动包括：①主动思考自己产生这种想法背后的原因。②和值得信任的成年人探讨不去上学的原因，获得理解并探讨解决问题的方法。③针对情绪波动，学习放松技巧和方法（呼吸放松、渐进肌肉放松、正念冥想等）。④针对人际交往困难和学校压力（同伴、老师冲突），学习沟通应对技巧。⑤如果是家庭困扰，可以积极参与家庭治疗。⑥当你遇到困难，暂时无法回到学校时，请尽量保持作为一个学生应做、能做的事，如继续学校的课业学习，评估自己的身心状态，给自己列计划表，整理任务清单。⑦客观看待现实，分析上学和不上学的利弊，学会现

你可能认为成年人（家长、老师等）不理解自己，可是和他们探讨仍然是一个不错的方案。从成年人那里获得理解与支持仍然是有可能的，也值得一试。

实地面对并思考，和监护人讨论未来的发展方案。

　　你并不是一个人在战斗，任何时候都可以寻求支持与帮助。来自他人的理解与支持，可以缓冲各种负面事件对你的影响，甚至使你免受不利条件的伤害，更好地应对生活的挑战。加油吧，少年!

　　心理成长并不容易，我们陪你一起!

小贴士

假期结束时如何预防厌学拒学

1. 在开学前 1-2 个星期提前准备学校学习的内容。
2. 给自己列一个时间计划表，慢慢调整作息时间，提前让自己适应学校的作息时间。
3. 学习放松的小技巧，在感到紧张或焦虑时，可以试着使用。

重返学校

1. 与家长、老师讨论，适当降低学业要求。
2. 制订一份清晰的日程安排和计划，包括上学时间、学习时间和休息时间。结构化的安排有助于减少焦虑。
3. 设定一些小的、可实现的目标。当目标达成时，记得表扬和奖励自己。
4. 寻找可以给自己提供支持与帮助的老师和同学。
5. 使用放松技巧、深呼吸、运动或艺术表达等方式更好地管理焦虑和压力。

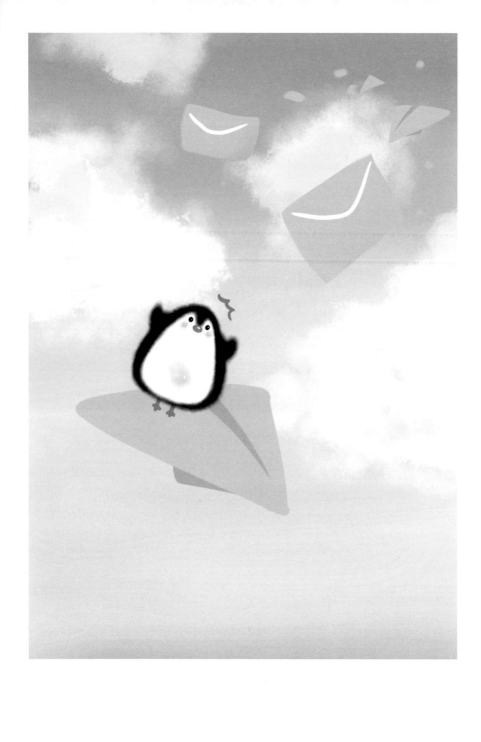

进食障碍

亲爱的少年：

在青春期，你的身体会快速发育，心理上也会更渴望得到同龄人的认同，因此会愈发重视自己在他人心目中的形象，并更容易受到社会环境等外界因素的影响。进食障碍便是一种高发于这一时期的心理障碍。它是以"进食行为异常，对食物、体重、体形过度关注为主要临床特征的一组综合征，主要包括神经性厌食和神经性贪食"。

体重被嘲笑、身边有人开始减肥、月经初潮、开始恋爱、不自信等生活中的事件或状态，都有可能促发青春期的你开始控制饮食。尤其在"以瘦为美"的审美风向的推波助澜下，一些青少年会出现"体象焦虑"，甚至形成强迫性的"怕胖"观念，开始非常严格地控制自己的饮食，从而导致严重的健康问题，有可能危及生命，这并非危言耸听。严重的神经性厌食会因热量摄取不足，短期内使人情绪低迷、月经不调，长期则可能导致贫血、肌肉萎缩和心衰等问题。神经性厌食症的死亡率高达15%，是所有心理障碍中死亡率最高的。而神经性贪食表现为狂吃食物，但是往往会在狂吃之后为了保持身材而催吐或者服用泻药把食物排出。无论厌食还是贪食，身体始终得不到健康成长所需的营养，从生理到心理都饱受摧残与煎熬，它们都是人未能建立关于美与健康的科学理念的病态表现。

进食障碍作为一种心身疾病，反映出青少年可能过度追求完美的心理，但也有可能出于更深层的情绪问题。研究表明，厌食症有可能作为子女反抗父母控制的一种方式而存在。子女通过控制自己对食物的主动权（不吃），来掌控自己的身体（"自我"的象征），从而进行无言的对抗（过去无数次正面对抗都失败了）。"过度控制的妈妈，对外貌、行为举止和他人评价有过高期望，爸爸则过于疏离"，在这样的家庭氛围中，子女也容易在进食行为上受到影响。如果存在类似情形，你要意识到，这也是一种疾病。

无论什么原因，当你或你的好友过度关注饮食和身材问题，导致行为改变——开始过度控制自己不吃或少吃、大量运动、尝试各种减肥方法等，因食物、外貌、身材问题而出现较多负面情绪和较大的情绪变化，干扰了正常的学习、睡眠和社交生活时，就需要提高警惕了，因为上述现象可能正是进食障碍的早期表现。请注意：①不要把过量饮食或过度节食作为改善自我感觉的主要方式经常使用。②身体质量指数（body mass index, BMI）是目前国际上常用的衡量人体胖瘦程度以及是否健康的一个标准，低于或超出推荐范围时，我们都需要提醒自己，及时分析原因，寻求专业帮助做出调整。

表 1　青少年 BMI 推荐值

性别	BMI	13 岁	14 岁	15 岁	16 岁	17 岁	18 岁
男	低体重	15.1	15.4	15.8	16.1	16.5	16.7
	超重	21.5	22.1	22.7	23.2	23.6	24.0
女	低体重	14.9	15.4	15.8	16.2	16.4	16.7
	超重	21.4	22.2	22.8	23.3	23.7	24.0

BMI = 体重（千克）÷ 身高^2（米^2）

资料来源：《中华儿科杂志》，2009 年 7 月第 47 卷第 7 期《中国 0-18 岁儿童青少年体块指数的生长曲线》

作为青少年，我们可能尚未发展出强大的心理能力，来抵御外界对"我"的评价，其中也包括身材评价，我们可能会迷失在减肥、身材管理的审美怪圈中。但无论高矮胖瘦，我们每个人都拥有自由行走在阳光下的权利，不仅有个别人眼中的"我"，更重要的是那个身心健康的"我"。我们可以更健康、更快乐！

　　心理成长并不容易，我们陪你一起！

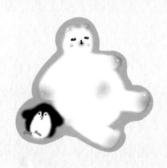

以下是一些你自己就可以做的事，
有助于你保持健康身体形象：

1. 善待自己

尽量不要把自己和在网上或杂志上看到的照片比较，这些照片通常是经过数码处理的，让它们看起来"完美"——它们并不反映现实生活中人们的样子。

2. 让自己的感觉积极起来，花时间和那些喜欢你的人在一起

这可能会帮助你记住其他人对你说的好话，而不仅仅是你的外表。记住，其他人看重你的原因有很多。

3. 注意社交媒体对你自身身体感觉的影响

在和不同的人作比较时，我们会在网上浏览到很多要求拥有"完美"身材的信息，这会增加你的压力。取消关注那些让你感觉不好的账号，试着去关注那些让你自己感觉良好的账号。

4. 想想你可能会对你的朋友说什么

想想如果你的朋友告诉你，他们正在为自己的外表或体型苦苦挣扎，你会给他们什么建议。当你开始对自己的身体形象有消极想法时，记住这些建议。

5. 关注你喜欢的部位

把注意力集中在你喜欢自己的地方，以及你喜欢的身体部位。

6. 和你信任的人谈谈

　　和信任的人交流，可以减轻你独自挣扎的压力。他们可以是你的父母、老师等更有人生阅历的长辈，也可以是能够理解你的同辈亲友。

日常调适指南

自我精神健康守护者的日常调适

☺

亲爱的少年：

　　每个人的人生都有需要独自面对的困难与挑战，正是与现实的碰撞塑造出我们内在自我的模样，而这也正是我们走向成熟的必经之路。

　　在与现实的碰撞中，我们容易产生各种各样的消极情绪：担忧、害怕、恐惧……我们常常视这些消极情绪为"洪水猛兽"，却也不知不觉错失了从消极情绪中获得积极力量的机会。消极情绪以一种人们排斥的方式"委婉"诉说着来自内心的渴望。"情绪管理"的目标不是压抑、否定和忽视消极情绪，而是要学会透过无论积极还是消极的情绪面纱，更深刻地认识自我。当体验到"害怕失去"时，我们就学会"好好珍惜、接纳自己"；当"为未来的不确定而焦虑"时，我们就"关注当下，朝向未来，踏实地从现在开始努力，相信自己能成为更好的自己"。所以，别武断排斥那些你不喜欢的情绪。毕竟谁会害怕自己呢？体验它、正视它，去尝试听懂自己的"心声"。

　　与他人沟通也是一个难题。青春期的少年，往往有着更明确的自我意识（不能否认其中当然也有认识不全面、冒险冲动的那一面），但却疏于沟通，因而可能常常感觉不被成年人尊重、理解和支持，并陷入内心的纠结与痛苦之中。知道吗？人与人之间的相互理解本来就是困难的，"哪怕是在两个相爱者之间"（波德莱尔语），因此，我们并没有理由认为亲子间就能"自然而然"地相互理解。尤其当父母处于巨大的生活、工作压力之下，没有太多耐心，又或者父母本身是强势型的沟通对象时，亲子间的沟通亦会愈发困难。但你仍然可以尝试看到父母的善意，并选择"坚持以平和、坦诚的方式"，说出自己内心的真实想法与困难，要求父母尊重作为独立个体的你，也给他们机会认识"真正的你"，由此减少你内心的压抑与割裂。有了家人的尊重与理解，你就有了能抵抗心理危机风险的社会支持系统中最核心的那部分，因而也有了更强的安全感与韧性。

　　在尝试以平和、坦诚的方式自我察觉对

如果"负面情绪"持续存在，明显干扰到内心感受、人际关系与学习效率，导致经常睡不好、身体紧张不适，则需要寻求专业人员的帮助。

话，以及与他人沟通的过程中，你能慢慢获得来自内心的力量，并逐步建立起自己的社会支持系统。虽然这不是个简单的过程，需要你的勇气、耐心与努力，但内心富足充盈是这种努力能带来的最大收益，因此值得你持续投入。

在此基础上，积累更多的自我关照技巧，学习一些放松练习、压力管理的方法，配合规律健康的日常生活安排——规律作息、健康饮食、积极锻炼、探索自我、发现目标与价值、培养自信等。上述行为能力即是我们人生的不竭给养，我们因此不必害怕未知旅程中有大风大浪。

心理成长并不容易，我们陪你一起，赴约人生之旅！

当你的所有个人努力仍然无法减轻痛苦，你还可以寻求专业人员的帮助。

写写画画，情绪涂鸦

来写写日记，画画涂鸦吧！

星期　　　　　　　　月　　　　日

星期　　　　　　　　月　　　　日

星期　　　　　　　　　　月　　　　日

星期　　　　　　　　　　月　　　　日

星期　　　　　　　　　　月　　　　日

星期　　　　　　　　　　月　　　　日

星期　　　　　　　　月　　　日

星期　　　　　　　　月　　　日

星期　　　　　　　　月　　　日

星期　　　　　　　　月　　　日

星期　　　　　　　　　　月　　　日

星期　　　　　　　　　　月　　　日

星期　　　　　　　　月　　　日

星期　　　　　　　　月　　　日

星期　　　　　　　月　　　日

星期　　　　　　　月　　　日

星期　　　　　　　　　月　　　日

星期　　　　　　　　　月　　　日

星期　　　　　　　　月　　　日

星期　　　　　　　　月　　　日

星期　　　　　　　月　　　日

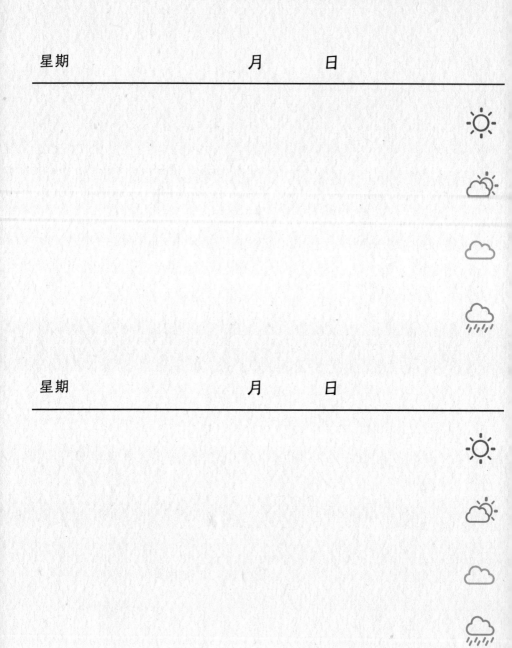

星期　　　　　　　月　　　日

星期　　　　　　　月　　　日

星期　　　　　　　月　　　日

随手涂鸦也有益于释放情绪压力，下面就来试试吧！

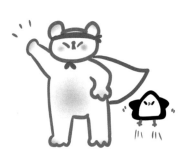